AF467666

CONSIDÉRATIONS

SUR LES

BRULURES DES OS DU CRANE

PAR

JULES LEMAIRE

DOCTEUR EN MÉDECINE.

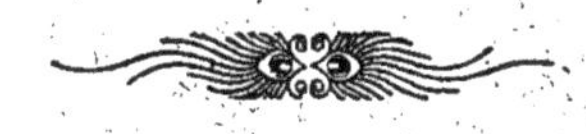

LILLE

Imprimerie Vitez-Gérard, rue Nationale, 140.

1882

CONSIDÉRATIONS

SUR LES

BRULURES DES OS DU CRANE

A MES PARENTS

A MES MAITRES

A MES AMIS

A MON PRÉSIDENT DE THÈSE

M. le Docteur A. PAQUET

Professeur d'opérations et appareils.

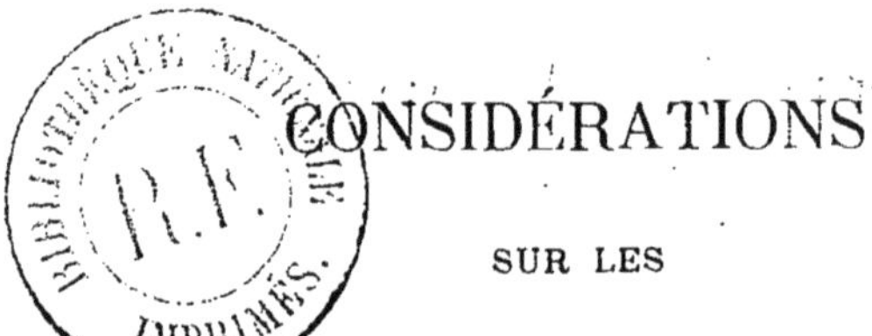

CONSIDÉRATIONS

SUR LES

BRULURES DES OS DU CRANE

PAR

JULES LEMAIRE

DOCTEUR EN MÉDECINE.

LILLE

Imprimerie Vitez-Gérard, rue Nationale, 140.

—

1882

INTRODUCTION

Je fus, à la fin de septembre 1880, témoin d'un cas curieux de brûlure de la tête et des os du crâne dont l'observation, recueillie par mon ami, Monsieur Delhaye, médecin à Solesmes, est rapportée plus loin. L'enfant qui en fut victime perdit une partie des os de la tête. Je revis plus tard cette petite fille complétemert guérie, et j'eus l'idée de rechercher s'il existait dans la science des cas analogues, et quelles étaient les réflexions des auteurs sur les effets des brûlures sur la tête et le crâne en particulier.

Bien que cet accident doive être très fréquent puisqu'on entend parler tous les jours d'enfants tombant sur un foyer ou dans une cheminée, en l'absence de leurs parents, les auteurs qui ont traité des brûlures en général n'insistent pas sur ce côté de la question. Ils se contentent de dire que ces brûlures sont dangereuses en raison de la proximité de l'encéphale.

Pouteau, dans un mémoire sur les avantages et

les inconvénients du feu appliqué sur le sommet de la tête, cite trois observations de mort à la suite de l'application du fer rouge sur le crâne, en indiquant les résultats de l'autopsie. Ces cas m'ont paru assez curieux et assez analogues, pour les effets anatomiques, à celui que nous avons observé pour en être rapprochés.

Dupuytren a mentionné les difficultés particulières de la cicatrisation des brûlures du cuir chevelu, et les difformités consécutives. Nous verrons, d'après un exemple de M. Reverdin, que l'on peut peut-être pallier ces accidents, dans une certaine mesure, au moyen des greffes dermo-épidermiques.

Enfin, Broca a rapporté, devant l'Académie de Médecine, l'histoire d'un pâtre qui, étant tombé la tête dans un foyer, perdit, par nécrose, une grande partie de la voûte du crâne.

On a étudié l'effet d'un feu plus violent, comme celui d'un incendie, sur la tête et les os du crâne en particulier. Les principaux exemples de ce genre, intéressants au point de vue anatomique et médico-légal, et résumés plus loin, sont rapportés par M. Brouardel, dans les annales d'hygiène publique et de médecine légale et par Tardieu dans son *Étude médico légale sur les blessures*.

Il m'a paru bon, pour la clarté du sujet, de faire l'histoire rapide des brûlures en général, en indiquant, chemin faisant, les complications et les phénomènes particuliers aux brûlures de la tête. Pour faire comprendre ces derniers, j'ai cru devoir donner, avant la description des signes anatomiques des brûlures aux différents degrés, une esquisse de la disposition des parois de la région.

Si le sujet que je traite n'est pas entièrement neuf, au moins est-il de ceux auxquels on ne saurait trop s'intéresser, tant en raison de la fréquence des accidents qu'il comprend, que de leur gravité particulière, par la douleur qu'ils provoquent, par les dangers qu'ils font courir, et, dans les cas où la vie est saine, par les infirmités qu'ils laissent après eux.

Que Monsieur le docteur Paquet veuille bien agréer ici mes remerciements les plus sincères, pour les bienveillants conseils qu'il m'a donnés, et l'honneur qu'il m'a fait en acceptant la présidence de cette thèse.

DÉFINITION. — ÉTIOLOGIE.

On appelle brûlure toute lésion produite par l'application directe du calorique concentré sur les tissus vivants. Elle s'appellera cautérisation si elle est employée dans un but thérapeutique.

Les causes des brûlures sont extrêmement nombreuses et variées. Le calorique concentré peut agir de deux manières : par rayonnement ou par application.

Les brûlures par rayonnement les plus fréquentes sont les coups de soleil, qui consistent en une rougeur suivie de desquamation et guérissent en cinq ou six jours. Dupuytren leur attribue pourtant une certaine gravité. On a d'autres exemples de chaleur rayonnante dans l'exposition aux grands foyers de combustion des usines, au feu des cheminées, des chaufferettes. Les effets en sont modérés, mais, à la longue, il se forme un apaisissement de l'épiderme et des gerçures qui méritent à peine le nom de brûlures. Le calorique concentré peut être appliqué directement sur les tissus sous diverses formes : La flamme brûle instantanément, et, comme le dit Dupuytren, communique son mouvement de combustion aux parties qu'elle atteint ; elle enflamme les vêtements, les objets de literie, dont la combustion ajoute ses effets aux premiers.

Tous les gaz et liquides inflammables peuvent produire des brûlures, ainsi que la poudre en déflagration.

Les brûlures produites par la flamme varient en intensité, suivant le degré de chaleur de la flamme et l'activité de la combustion.

D'autres brûlures sont dues à l'action des liquides bouillants, eau, huiles, graisses. L'intensité de la lésion variera selon le point d'ébullition des liquides et leur adhérence aux parties avec lesquelles ils sont mis en contact. Ainsi, les graisses en ébullition produisent des brûlures très-profondes. Les liquides chauds peuvent aussi être retenus en contact avec la peau par les vêtements, ce qui augmente leur action nocive.

Les brûlures produites par la vapeur d'eau sont aujourd'hui très-fréquentes ; elles sont souvent très étendues mais peu profondes. Les brûlures s'étendent aussi souvent, dans ce cas, à la muqueuse dés voies respiratoires.

Les corps solides en ignition, produisent des brûlures profondes et limitées. L'intensité de leur action est en raison directe de leur capacité pour le calorique et de leur conductibilité, quelle que soit leur nature. Les corps bons conducteurs perdent vite leur chaleur et font des blessures plus profondes. Mais les parties superficielles carbonisées forment un rempart qui protège les parties sous jacentes.

Les métaux en fusion ont une action rapide et complètement désorganisatrice. On connait le cas, raconté par Bégin, de ce jeune homme qui, parcourant une fonderie, posa son pied dans la rigole où arrivait de la fonte brûlante; il ne retira du flot enflammé qu'un membre auquel manquait le pied et une partie de la jambe.

Les brûlures produites par la foudre, sont très variables en étendue et en profondeur.

Les brûlures de la tête, comme toutes les brûlures, en général, sont le résultat d'accidents. Elles auront pour origine une chûte sur un foyer, une explosion, une fuite de vapeur. Mais ces brûlures formaient, dans l'ancienne chirurgie, un des moyens curatifs les plus employés. Pouteau a fait un mémoire dans lequel il fait l'historique de cette question, depuis Hippocrate jusqu'au dix-huitième siècle, et d'après lequel une grande partie des médecins se servaient de ce remède dans diverses maladies.

Les uns appliquaient le fer rouge en différents endroits de la tête, sans entamer préalablement la peau, et le faisaient pénétrer jusqu'à l'os. Les autres mettaient l'os à découvert et y appliquaient le feu jusqu'à en obtenir l'exfoliation. On le prescrivait contre l'épilepsie, les migraines opiniâtres, la folie, la perte de mémoire, la carie des os du crâne, la perte de la vue, la phthisie, la goutte sereine. Pouteau cite, d'après de Haen, plus de quarante auteurs qui ont pratiqué et conseillé cette opération, sans qu'aucun ait rien dit des suites fâcheuses qu'elle peut avoir. Il cite ensuite trois observations où cette pratique, suivie de mort par suppuration entre la dure-mère et l'os, et qui montrent que le danger en est assez grand pour qu'elle ait été entièrement et justement abandonnée. Néanmoins il continua de l'employer en la modifiant. Il rasait les cheveux, et brûlait un cylindre de coton à la réunion des sutures sagittale et coronale. Des cas de goutte sereine et d'épilepsie, furent par lui ainsi guéris. Il préfère cette méthode (moxa) parce que, dit-il, si la chaleur du coton qui s'embrase peut pénétrer au travers des os jusqu'aux membranes du cerveau, elle n'y arrivera que par des gradations lentes, et ne pourra jamais attirer sur les membranes une inflammation fâcheuse. Cette observation est fort douteuse, aussi bien que les résultats thérapeuthiques obtenus, et le moxa sur la tête est tombé dans un juste oubli.

Louis Valentin fit encore un mémoire imprimé à Nancy, en 1815, sur les bons effets du cautère actuel appliqué sur la tête ou sur la nuque dans plusieurs maladies des yeux, des enveloppes du crâne, du cerveau et du système nerveux.

J.-B. Regnault, a appliqué le moxa sur la tête d'enfants atteint d'hydrocéphalie.

A. Bérard, s'est servi plusieurs fois avec succès

du cautère actuel dans le traitement de la carie crânienne. Mais il est plus prudent de renoncer à un remède dont on ne peut limiter l'action.

Les brûlures qui accompagnent un crime sont ordinairement faites après la mort, pour en faire disparaître la cause réelle, Boys de Loury rapporte pourtant, au dire de M. Toulmouche, qu'une femme aurait fait couler, dans l'oreille de son fils idiot, une certaine quantité d'un alliage d'étain et de plomb. Le blessé guérit, mais la mort est ordinairement le résultat de ces manœuvres, par inflammation du cerveau, de ses membranes ou les lésions des os.

DIVISION

Dupuytren a divisé les brûlures en six degrés. Cette division est devenue classique et c'est elle que nous suivrons :

1er degré. — Erythème ou phlogose superficielle de la peau sans formation de phlyctènes.

2e degré.—Inflammation cutanée avec séparation de l'épiderme et développement de vésicules remplies de sérosité.

3e degré.— Destruction d'une partie de l'épaisseur du corps papillaire.

4e degré.—Désorganisation de la totalité du derme jusqu'au tissu cellulaire sous-cutané.

5e degré. — Réduction en eschares de toutes les parties superficielles et des muscles jusqu'à une distance plus ou moins considérable des os.

6e degré. — Carbonisation de toute l'épaisseur de la partie brûlée.

Il est à remarquer, comme le disent Marjolin et Ollivier (Dict. en 30 vol.), que tous les effets de la brûlure pourraient être rapportés à deux ordres : inflammation, désorganisation. Cette division établit nne ligne de démarcation bien nette entre les différents effets de la brûlure.

Parmi les lésions produites par l'action du calorique concentré sur les tissus vivants, les unes se présentent avec des caractères bien tranchés; les autres avec des caractères semblables en beaucoup de points à ceux qu'on observe dans d'autres affections. Le premier ordre comprend les brûlures du deuxième et du troisième degré; le second les brûlures des derniers degrés. Ces dernières ont beaucoup d'analogie avec les lésions dans lesquelles il y a perte de substance. Cette remarque s'applique particulièrement aux brûlures de la tête où nous verrons que la nature de la cause seule les différencie des autres affections traumatiques de la région.

Nous pouvons donc dire des brûlures de la tête

ce que Begin dit des blessures de cette partie : « Si les parties molles et les os qui forment l'enceinte du crâne appartenaient à toute autre partie du corps et n'avaient aucune connexion avec le cerveau, leurs blessures ne présenteraient pas d'indication spéciale et rentreraient entièrement dans les cas ordinaires de la pratique. C'est donc à la proximité de l'encéphale et à la facilité avec laquelle il participe aux lésions de ses enveloppes que sont dus et le danger des blessures du crâne et les opérations qu'elles exigent assez fréquemment. »

Une courte description des parties qui composent la tête est donc nécessaire pour comprendre les phénomènes spéciaux des brûlures graves de cette partie.

Nous n'envisagerons ici que la voûte crânienne qui seule sépare directement l'encéphale de l'extérieur et particulièrement la région appelée occipito-frontale. Une coupe verticale antéro-postérieure pratiquée sur les côtés de la ligne médiane, présente, d'après M. Tillaux, les couches suivantes : 1° La peau ; 2° une couche cellulo-adipeuse qui fait partie de la peau ; 3° un premier plan fibreux auquel s'attachent plusieurs muscles ; 4° une couche de tissu conjonctif lâche et mince ; 5° un second plan fibreux le périoste ; 6° une couche sous périostique ; 7° un plan osseux ; 8° un troisième plan fibreux la dure-mère. Toutes ces parties forment cinq plans superposés : la peau, l'aponevrose épicrânienne, le périoste, la paroi osseuse, la dure-mère.

La peau du crâne est remarquable par son épaisseur plus considérable que dans la plupart des autres régions du corps. Cette épaisseur va en augmentant d'avant en arrière. Glabre, en avant dans la partie correspondante au front, elle est dans le reste de son étendue recouverte par les cheveux. Ceux-ci peuvent protéger, dans une certaine mesure, le cuir chevelu de la brûlure, surtout dans la brûlure par rayonnement. Ils seront encore un moyen de protec tion quand le liquide chaud sera un corps solide non enflammé, tandis que la flamme leur communiquera son mouvement de combustion. Les liquides chauds retenus par eux en contact avec la peau pourront prolonger leurs actions. Il n'est pas sans utilité de rappeler que les cheveux sont une cause d'irritation pour toutes les plaies et que l'on devra toujours en raser le pourtonr.

La couche cellulo-graisseuse sous-cutanée d'une épaisseur pouvant aller jusqu'à cinq à six millimètres, reliée si intimement la peau au plan fibreux sous-jacent, qu'on ne peut disséquer la peau qu'avec des ciseaux. Les vaisseaux du cuir chevelu sont à peu près exclusivement situés dans cette couche fibro-graisseuse, aux cloisons de laquelle ils adhèrent intimement. Cette disposition, importante pour les plaies du cuir chevelu, ne doit rien changer aux brûlures, qui on le sait, ne sont presque jamais suivies d'hémorrnagie primitive.

La couche musculo-aponévratique ne nous présente de remarquable, que son épaisseur et son adhérence au cuir chevelu. Au-dessous de l'aponévrose épicrânienne, le tissu conjonctif est lamelleux très lâche, dépourvu de graisse. Le périoste qui vient ensuite est très peu adhérent à la voûte du crâne sauf dans les points correspondants aux sutures des os, dont il peut se décoller avec la plus grande facilité.

Quelques artères fort ténues traversent l'aponévrose pour se rendre au périoste. Ceci fait aussitôt supposer que les os du crâne sont loin d'être nourris exclusivement par son intermédiaire.

Les os sous jacents comprennent deux lames ou tables entre lesquelles se trouve un tissu spongieux particulier, le diploé. Leur épaisseur varie suivant les sujets et suivant les points que l'on considère et peut aller de trois à quatre milimètres à un centimètre. D'où le précepte, dans l'opération du trépan, de procéder en plusieurs fois, retirer, remettre la couronne pour s'assurer exactemeut de la mobilité de la rondelle et de l'aspect de la sciure d'os.

Sous jacente aux os se trouve encore une membrane fibreuse, la dure-mère. C'est pour la masse en céphalique située sous elle, un organe de protection suffisant pour qu'après une large perte de substance des os du crâne, cette dernière ne subisse aucune atteinte. Par sa face externe la dure mère adhère aux os du crâne, mais très faiblement dans les parties que nous considérons. Aussi un épanchement se formera-t-il entre cette membrane et l'os avec la plus grande facilité. La dure-mère, fournit aux os du crâne une partie de leurs éléments de nutrition. Tous les vaisseaux qui en partent sont de petit calibre, et loin des artères nourricières des autres os plats.

Il résulte de cette indépendance de la circulation des os du crâne que le périoste comme la dure-mère peut se décoller sans entraîner la nécrose de l'os. Les expériences d'Ollier ont prouvé que le pouvoir ostéagénique de la dure-mère est très restreint. Il ne se manifeste que par la production de petits noyaux osseux. Depuis longtemps, on sait que les pertes de substance des os du crâne ne se réparent pas et sont remplacées par une membrane fibreuse adhérente aux bords de la plaie. C'est par le bourgeonnement de ces bords que l'ouverture semble se rétrécir. Cette insuffisance de la réparation est du reste désirable, car, comme dans toutes les nouvelles productions osseuses, elle donnerait lieu à la formation d'une tumeur irrégulière, qui deviendrait une cause permanente d'irritation pour le cerveau.

Sous la dure-mère sont situées directement la pie-mère et l'arachnoïde, puis le cerveau lui-même. On voit que les os sont bien près des organes encéphaliques et que leurs lésions peuvent retentir sur ces derniers avec la plus grande facilité.

SYMPTOMATOLOGIE

1er degré. — Produites ordinairement par le calorique rayonnant ou un corps solide ou liquide peu chauffé, ces brûlures consistent en une rougeur érythemateuse plus ou moins étendue, disparaissant sous le doigt. La peau est tuméfiée, la douleur peu intense. Cet état persiste de quelques heures à quelques jours. La terminaison peut être suivie de la desquamation de l'épiderme.

2e degré. — Ces brûlures qui sont le siége d'une douleur aiguë, sont caractérisées par des phlyctènes remplies de sérosité. Celles-ci se développent immédiatement ou quelques heures après l'accident et existent en nombre variable. Quelquefois on observe une phlyctène unique occupant toute la partie brûlée. Le contenu est limpide et transparent. Dans le cas où on ouvre la phlyctène, sans enlever l'épiderme, la douleur cesse presque aussitôt. La sérosité se reproduit et s'écoule pendant quelques jours et un nouvel épiderme se forme sous l'ancien.

Mais quand on enlève l'épiderme, la plaie reste rouge, très douloureuse, et fournit un suintement séreux et quelquefois purulent. Puis elle se dessèche et guérit après une douzaine de jours en laissant quelquefois une teinte jaunâtre.

3e degré. — Dans les degrés suivants il y a un phénomène commun, à savoir la mortification des parties brûlées, à une plus ou moins grande profondeur, leur élimination et leur remplacement par un tissu cicatriciel. Dans les brûlures au 3e degré, cette escharification ne comprend qu'une partie de la peau. L'eschare est tantôt sèche, jaunâtre, déprimée, tantôt surmontée de phlyctènes contenant une sérosité trouble, quelquefois sanguinolente. La pression sur l'eschare ne produit qu'une douleur très modérée. Très vive au moment de la brûlure, la douleur cesse en effet au bout de quelques heures pour reparaître au moment du travail d'élimination. Les parties mortes sont soulevées, de la périphérie au centre, du sixième au dixième jour. On trouve au-dessous une plaie couverte de bourgeons charnus bientôt remplacée par une cicatrice fine, lisse, d'un blanc mat, où n'apparaissent ni poils, ni sueur, ni éruptions cutanées d'aucune sorte.

Que l'action du calorique se soit exercée sur toute l'épaisseur de la peau, la brûlure appartiendra au 4e degré. Dans ce cas, l'eschare sera noire, dure, sèche, insensible, sonore à la percussion, déprimée, entourée d'un petit liseré blanc qui la sépare d'une zône d'inflammation mal limitée du côté des parties saines. Les eschares se détachent du huitième au quinzième jour. On trouve encore ici une plaie bourgeonnante qui formera une cicatrice, douée d'un pouvoir de retraction pouvant se faire sentir à une plus ou moins grande distance, selon l'épaisseur et la laxité du tissu cellulaire.

5e et 6e degré. — Les brûlures des deux derniers degrés peuvent être réunies pour celles qui siégent à la tête en particulier. Elles auront pour caractéristique de porter leur action sur l'os dont elles déterminent, suivant leur intensité, ou l'inflammation ou la mortification. Ce sont là, en effet, les suites de l'action du calorique sur les os comme sur les autres tissus. Les expériences de M. Fuchs, relatées dans la *Revue des Sciences médicales d'Hayem*, nous renseignent à cet égard. Ces expériences ont été faites sur des os longs, mais on peut aisément en appliquer les résultats aux os plats comme ceux du crâne. Au moyen d'un fil passé au travers du canal médullaire d'un os long, et porté à une température plus ou moins élevée; M. Fuchs a pu déterminer des lésions d'intensité variable. Un premier degré ne produisait pas de nécrose mais une ostéite plus ou moins vive. Les effets de la chaleur se transmettant à distance déterminaient aussi une périostite révélée à l'examen, fait deux mois après, par un épaississement et par des dépôts osseux de nouvelle formation, au milieu desquels s'avancent des traînées conjonctives partant du périoste. A la face interne de celui-ci se trouvaient aussi des cellules plates et de petits noyaux de cartilage hyalin. Dans les degrés suivants, le feu produit une nécrose plus ou moins considérable, allant jusqu'à la mortification de toute l'épaisseur de l'os. Les parties de l'os non nécrosées et le périoste sont encore ici atteints d'une inflammation productive. Ces données appliquées aux os du crâne, nous font concevoir que l'atteinte du feu doit y produire les diverses variétés d'ostéo-périostite et une nécrose plus ou moins profonde. Du reste, les brûlures peu profondes du cuir chevelu peuvent enflammer le périoste consécutivement.

La nature spéciale de la cause ne changera rien aux signes anatomiques de l'ostéo-périostite, comme du reste des autres lésions produites par les brûlures violentes. Il y aura d'abord une prolifération cellulaire du périoste avec inflammation et décollement. La résolution pourra se faire lentement et n'être suivie que d'un épaississement limité, ou bien il y aura une nouvelle production de tissu osseux, ou bien, enfin, la périostite deviendra suppurative avec inflammation, carie ou nécrose de l'os sous-jacent. Dans les cas où l'action du calorique aura été plus puissante, elle pourra, comme dans le cas de notre première observation, produire une inflammation primitive de la dure-mère ou périostite interne, avec extension du processus aux méninges sous-jacentes.

Par le fait même de la cause, cette ostéo-périostite aura une marche aiguë et se manifestera par une douleur lancinante, accompagnée d'un sentiment de tension fatiguant le malade et s'exaspérant par la pression. Ce point sera le siége d'une légère élévation de température et d'un gonflement qui ne peut être déplacé. Les phénomènes généraux sont variables. Si l'inflammation suit une marche bénigne, le gonflement seul persistera et disparaîtra lui-même au bout d'un certain temps. S'il y a formation de pus, l'agitation augmentera et il se produira des frissons et une fièvre intense. A l'ouverture de l'abcès il s'écoulera un pus épais et séreux, mêlé de gouttelettes huileuses qui, d'après Chassaignac, sont l'indice de la participation de l'os à l'inflammation. La table externe de l'os peut s'exfolier insensiblement ou être atteinte de nécrose plus ou moins profonde.

La guérison n'aura lieu qu'après l'issue ou l'extraction des parties altérées, par une cicatrice adhérente à l'os.

Le même travail pourra, avons-nous dit, se produire à la face interne du crâne. Les anciens auteurs mentionnent longuement l'inflammation de la dure mère; ce n'est, comme le disent Roche et Sanson, qu'au moment où la maladie passe à l'état de suppuration, que les symptômes dépendant de la compression du cerveau, de son irritation ou de celle de ses enveloppes se manifestent.

Quelquefois comme on l'a remarqué dans certains cas de traumatisme, et comme aussi dans les cas observés par Pouteau, et rapportés plus loin, les malades périront au moment de l'invasion de ces symptômes ou peu de temps aprés et l'on trouve à l'ouverture des cadavres une quantité plus ou moins considérable de pus épauché entre la dure-mère et le crâne. On a même remarqué que, quand l'inflammation de la dure-mère a été promptement mortelle, on n'en a trouvé qu'une quantité très-minime. Les anciens auteurs, citent comme symptômes de la suppuration sous le crâne des frissons passagers, des étourdissements, de la tendance au sommeil, la perte de connaissance, le pouls petit et concentré et des paralysies diverses (Roche et Sanson). D'après Graves, on observerait d'abord une cephalalgie augmentant d'intensité le soir. Au bout de quelques jours, l'agitation augmente, les rémissions sont moins longues et moins complétes et on observe alors des phénomènes cérébraux, tels que: convulsions, attaques épileptiformes, paralysie, coma. Néanmoins ces symptômes restent obscurs, jusqu'au moment où le jour se fait à l'extérieur. Nous voyons, d'après notre première observation, que l'ostéo-périostite évolue avec une extrême rapidité.

Le diagnostic, sera facilité par la connaissance de la cause, et la possibilité de l'examen direct des lésions extérieures. On ne confondra pas la périostite externe avec un phlegmon, qui est plus superficiel. Quand la brûlure a été plus profonde on trouvera l'os dènudé ayant un aspect jaune noirâtre caractéristique.

Le plus souvent, l'ostéite et la périostite coexistent. Les complications cérébrales sont toujours redoutables et a mort arrivera généralement par propagation de l'inflammation aux méninges et au cerveau. Il faut ouvrir l'abcès, dès qu'on en soupçonne l'existence, jusqu'à ce moment on ne peut faire que de la médecine symptomatique; si le pus est réuni à l'intérieur du crâne on pourra songer à la trépanation.

Comme on le voit par notre observation II la brûlure violente peut aussi donner lieu à la nécrose des os du crâne qui se comporte entièrement comme la nécrose traumatique. Ce cas est en effet tout à fait analogue au cas rapporté par les auteurs du compendium, de la femme opérée par Saviard en 1688; à la suite d'une plaie qu'elle s'était faite en tombant, cette femme perdit toute la voute du crâne qui se détacha d'un seul morceau; les parties nécrosées sont séparées des parties vivantes par un sillon bien net. La marche de la nécrose du crâne est très lente en général; certains malades conservent sans accidents plusieurs années une partie du crâne nécrosée et mise à nu.

Dans les nécroses superficielles l'élimination a lieu d'une manière insensible ou sous forme de lamelles. La nature suffit ordinairement au travail d'élimination du séquestre. Vidal (de Cassis) cite pourtant dans son traité le cas d'une femme qui mourut de méningo-encéphalite consécutive à une indigestion, pendant qu'on attendait la chute naturelle d'un séquestre mobile du frontal. Quelquefois aussi la nécrose a une grande tendance à s'étendre par des poussées inflammatoires qu'accompagnent des phénoménes graves, et la suppuration prolongée peut causer l'épuisemeut du malade. Dans le cas de nécrose totale, la collection de pus située sous l'os peut-être suffisante pour produire la compression du cerveau.

Le diagnostic de la nécrose sera facile, les parties superficielles nécrosées rendant l'os accessible à l'investigation.

La nécrose superficielle sera traitée par l'expectation, comme toutes celles qui ne donneront lieu à aucun accident grave, et nous voyons qne l'élimination peut se faire sans complications. Cependant il pourra se déclarer une inflammation du cerveau ou des meninges. Aussi est-il bon d'essayer l'extraction des parties nécrosées, soit à l'aide d'une pince et de l'élévatoire, soit quand elle est encore adhérente à l'aide du trépan, si la partie nécrosée était très vaste une seule couronne de trépan à la partie déclive pourrait suffire pour donner issue aux liquides épanchés dans l'intérieur du crâne et éviter les accidents de compression cérébrale.

Nous avons vu jusqu'ici les effets sur les parois du crâne d'un feu plus ou moins intense, mais peu prolongé. Voyons maintenant les effets sur cette partie d'une flamme violente et longtemps appliquée, comme celle d'un incendie.

Maschka, au dire de M. Toulmouche (*Dict. encyclopédique des Sciences médicales, art. Blessures*), a montré que chez de très jeunes enfants, en très peu de temps, l'action d'une flamme produit sur les os du crâne des fissures qui ont de l'analogie avec celles qui se font pendant la vie. Pour un crâne d'adulte, il faut de quelques minutes à une heure, suivant la résistance des os et l'intensité du feu pour faire éclater, sur divers points, les tables externe et interne. Les os prennent en même temps une très grande fragilité. A cet égard, l'étude qu'a faite M. P. Brouardel dans les annales d'Hygiène publique et de médecine légale, est très instructive. Il rapporte l'histoire de deux cadavres retirés de l'incendie des baraques de l'Hôpital Saint-Antoine. Ils étaient restés dans le foyer envron 3/4 d'heure. Le premier était celui d'une femme de soixante ans. De la peau du crâne il ne restait que quelques lambeaux. La boite osseuse est largement ouverte. Toute la partie gauche a disparu (moitié supérieure du frontal et pariétal). A droite, les os sont noirs, friables et dans plusieurs points, on ne trouve plus que la table interne. Une partie du cerveau est tombée par l'ouverture du crâne. — Chez le deuxième cadavre, qui est celui d'une femme de 57 ans, la tête semble diminuée de volume; la peau est détruite ; les os sont calcinés, sans consistance ; ils se brisent sous le doigt. A gauche, existe une large perte de substance osseuse qui laisse le cerveau à nu. M. Brouardel cite un autre exemple de personne morte, dans un incendie de la rue Béranger, chez laquelle le crâne est aussi largement perforé dans la région pariéto-frontale droite. Les bords des fragments sont blanchâtres, calcinés. Le cuir chevelu est dans tous les sens décollé dans un espace assez étendu. Sur une partie de la peau du crâne la che velure est bien conservée. Le corps porte dans toute son étendue des traces de brûlures peu profondes. Aussi M. Brouardel, bien que la perte de substance siége dans les mêmes points que dans les cas précédents, compare-t-il les effets ici observés à ceux de la fulguration.

Nous voyons que dans le second cas cité la tête semble avoir diminué de volume. En effet, le premier effet qui se montre est, d'après Tardieu, une diminution de volume. Le crâne, comme les parties molles, peut se racornir au point de diminuer de moitié; et, bien que cette diminution de volume coïncide souvent avec une carbonisation plus ou moins complète, elle peut aussi être observée sans que la combustion arrive à un degré aussi avancé.

Le crâne n'éclate pas toujours dans ces circonstances. Tardieu cite un cas (Etude médico légale sur les blessures p. 297) où un cadavre trouvé dans une cave après un incendie présentait une carbonisation complète sans lésions extérieures, ni mutilations, les organes internes n'ayant pas subi de coction.

Dans sa relation de l'incendie de la rue Beaubourg, il cite également un cas ou la tête était intacte, les os du crâne secs et cassants sont peu épais, la dure-mère a éclaté dans un point et a laissé échapper une portion de matière cérébrale qui tapisse l'intérieur du crâne en formant une couche de matière blanchâtre et comme savonneuse. Quant à la masse encéphalique réduite au volume d'une tête de fœtus, elle a la consistance et la couleur rosée d'un ris de veau imparfaitement cuit. Quelques petits filets rouges, solides, marquent le trajet des vaisseaux et l'on retrouve dans le cervelet la trace des deux substances nerveuses.

Dans le récit des lésions produites par le feu sur le cadavre de la comtesse de Gerlitz, Tardieu dit que la tête réduite au volume des deux poings était partout également brûlée.

Il relate une des expériences que le professeur Bischoff entreprit au sujet du cas précédent. On opéra la combustion d'un cadavre d'homme adulte à l'aide d'un feu de bois.

Après une demi-heure d'exposition aux flammes, tout le côté gauche de la tête (inclinée de ce côté) était noir et recouvert d'un charbon poreux ; le crâne était dénudé à droite par la rétraction des téguments sur l'oreille. Les os du crâne avaient conservé leur forme, mais sur toute la partie gauche la lame externe convertie en un charbon friable et cassant, laissait voir le diploé brûlé. Aucune suture n'était disjointe. La table externe seulement des os du côté droit qui avaient été atteints par le feu, présentait des fissures et des déchirements.

La combustion fut encore continuée pendant deux heures, et on trouva l'état suivant : Le crâne a encore conservé sa forme. Les parties molles sont presque toutes réduites en charbon. Une grande partie des os du côté droit ont conservé leur couleur blanche et leur structure. A gauche, le diploé et la table externe sont partout carbonisés et parcourus de fissures. Vers la bosse pariétale, l'os est traversé de part en part, et par les fentes se sont échappés des liquides qui se sont carbonisés au dehors. La partie écailleuse du temporal et l'apophyse mastoïde blanchis et fendus se détachent avec facilité.

Le docteur de Siébold, d'après Tardieu, a donné une explication saisissante de la manière dont le feu agit sur la tête. « Si l'on se représente, dit il, la flamme entourant toute la tête, il a dû se produire une haute température, et pour peu qu'il se soit écoulé un assez long temps avant que le feu ait pratiqué, dans le crâne, un trou au travers duquel aient pu s'échapper le cerveau et le sang, il est possible que les liquides soient arrivés à l'ébullition et aient déterminé, par leur extrême dilatation, une fêlure à la boîte osseuse. Le crâne a pu, du reste, se fendre par l'action de la chaleur ainsi qu'un verre qu'on y expose. »

Les os deviennent, en outre, secs et cassants, amincis, racornis et réduits à une des deux tables, externe ou interne. Les fissures souvent n'intéressent qu'une des deux tables.

On comprend combien il est important de préciser les origines et les caractères spéciaux de ces altérations afin de distinguer les lésions qui peuvent être le résultat de violences criminelles de celles qui sont produites par l'action du feu. Tardieu fait remarquer que les chairs présenteront un tout autre aspect quand les fractures ont précédé la combustion. Il en cite un exemple qui montre, en même temps, les caractères de l'action lente de la chaleur sur la tête, sans action directe du feu ni combustion véritable. Il s'agit d'un enfant nouveau né trouvé derrière le tuyau d'un calorifère. « La tête est déformée, le cuir chevelu parcheminé se laisse enlever facilement et on découvre les os du crâne à nu. Il existe à la partie droite une fracture qui s'étend de l'angle antérieur du pariétal à la tempe du même côté et en arrière vers l'occiput. Les fragments de l'os brisé sont enfoncés. On trouve, au niveau de la fracture, une portion du périoste et des téguments moins complètement parcheminés que les parties voisines, et offrant une coloration verdâtre certainement due à une infiltration de sang. La substance cérébrale a disparu. » D'où la conclusion que la fracture a été produite par des violences exercées sur la tête : « Ses caractères bien tranchés ne pouvaient laisser de doute sur son origine, alors même que les dimensions de l'espace où se trouvait l'enfant comparées, avec les dimensions de la tête, n'eussent pas établi l'écrasement préalable de cet organe. »

COMPLICATIONS

Les brûlures comme toutes les lésions traumatiques peuvent être simples ou compliquées. Nous passerons d'abord en revue les complications locales, surtout celles qui sont spéciales aux brûlures de la tête.

On sait avec quelle facilité les plaies de tête donnent naissance à l'érysipèle. Les brûlures du premier degré, même peu étendues, en seront quelquefois le point de départ. Dupuytren, a beaucoup insisté sur cette complication des brûlures qui pourra devenir funeste en raison de son siège. La marche et les symptômes en seront du reste les mêmes qu'à l'ordinaire et on lui opposera les moyens usités dans cette maladie.

Les brûlures plus profondes peuvent être compliquées de tous les accidents qui accompagnent les plaies en suppuration. Néanmoins, il est à remarquer que l'érysipèle et le phlegmon sont plus rarement observés à la suite des brûlures que dans les autres lésions traumatiques.

On a cité des cas de tétanos à la suite des brûlures. La complication la plus redoutable et spéciale à la tête sera la propagation de l'inflammation aux méninges et la production d'une méningo-encéphalite. On voit, d'après notre première observation, avec quelle rapidité les accidents peuvent se développer. Tous les degrés de la brûlure peuvent leur donner naissance, mais, dans les cas de brûlures très profondes, intéressant l'os lui-même, l'action de la chaleur, pourra se faire sentir directement sur les enveloppes du cerveau, et produire une inflammation primitive de ces parties. Cette inflammation sera dans d'autres cas consécutive à l'ostéite ou à la nécrose, soit par irritation directe, soit par propagation ou par le pus sécrété. Elle s'annonce par de la céphalalgie, de la rèvasserie, du délire, des mouvements spasmodiques.

La fievre se déclare, le malade a souvent des nausées et des vomissements, puis à cette période initiale d'excitation succède une période de collapsus. On peut aussi constater la paralysie de certains muscles. La maladie peut se terminer par la guérison. Au bout de quelques jours, les symptômes s'amendent, l'agitation, le délire, diminuent, la température s'abaisse et le calme succède à l'agitation. Le plus souvent le blessé sera emporté dans une période de quatre ou dix jours. Comme nous l'avons déjà dit, la formation d'un abcès ne pourra être reconnue qu'à l'apparition du pus.

Le traitement à opposer à cette redoutable complication, est le traitement antiphlogistique, dans toutes ses formes. Les anciens pratiquaient la saignée générale. On applique aujourd'hui aux apophyses mastoïdes des sangsues d'une manière continue pendant plusieurs jours, le nombre variera selon la gravité des symptômes. On peut en mettre de dix à trente; le malade prendra des boissons froides et rafraichissantes, des lavements purgatifs. Le calomel et l'émétique ont aussi été recommandés comme dépressifs. Malgré toute l'énergie de la médication employée on obtient rarement la guérison de la méningo-encephalite confirmée.

Cependant, à notre avis il y aura lieu de songer à l'application du trépan, quand on verra apparaître des signes qu'on peut rattacher à la compression du cerveau. Le malade reste dans le collapsus, présente la paralysie d'une moitié du corps ou des paralysies partielles de la face, ou d'un membre seulement; il est agité de mouvements épileptiformes, on observe chez lui la dilatation inégale des pupilles, du strasbisme. Nous voyons dans ces symptômes, surtout dans les paralysies et les mouvements épileptiformes, une indication de trépaner.

En effet, d'après les observations de trépanation heureuse où le chirurgien est tombé sur un foyer d'irritation, sur une lésion circonscrite, presque toujours la présence de ce foyer s'était révélée par les phénomènes ci-dessus. On voit bien qu'il en était de même dans le cas de notre première observation où le trépan fut remplacé par l'enlèvement du pariétal en totalité.

Le lieu d'application du trépan sera naturellement indiqué par le point extérieur atteint, car il est présumable que le pus est collecté en foyer au-dessous de ce point; ce pus ne peut disparaître ni par les saignées, ni par les sangsues, ni par le calomel et le trépan ne peut être remplacé par rien.

Le seul danger signalé est l'introduction de l'air dans l'intérieur du crâne. On voit par notre observation que ce danger est conjuré par des pansements bien faits et en particulier par des pansements antiseptiques.

Dans le cas où on reconnaîtrait une méningo-encéphalite confirmée, du coma profond et des paralysies générales indiquant la diffusion des lésions dans les méninges et le cerveau, le trépan serait évidemment impuissant.

Une particularité à signaler pour les brûlures étendues de la tête est la longueur et la difficulté de la cicatrisation. Nous citerons les paroles si claires de Dupuytren à ce sujet : «Qu'une brûlure très large au 4e degré, dit-il, ait son siége sur une région où le tissu cellulaire est serré, peu abondant, et par conséquent d'une laxité très peu considérable, à l'occiput, par exemple : le deplacement de la peau sera très borné ; les bords de la plaie ne pourront être rapprochés ni par les efforts de la nature, ni par ceux de l'art, et la cicatrisation se fera par la production d'un tissu accidentel dans toute l'étendue de la solution de continuité sans qu'il en résulte non plus aucune difformité. Mais il arrive quelquefois, et ce fait est digne d'attention, que lorsque cette brûlure occupe une grande surface, le travail de reproduction dépasse les forces de vitalité locale des tissus et la guérison n'a pas lieu. »

Quand la cicatrice sera formée, elle sera à cause de la minceur très sujette à l'inflammation et à l'ulcération. L'inflammation se déclarera sous l'influence du moindre frottement, et la destruction du tissu ne sera réparée que lentement et par un tissu plus friable encore que le premier. L'ulcération succédera à l'inflammation, ou se formera spontanément, pour se guérir et se reformer ensuite. C'est ce qui arrivait au malade, cité par M. Folet, à la société de médecine du Nord et porteur d'une vaste cicatrice du sommet de la tête avec perte de substance des os. On évitera ces accidents en protégeant la cicatrice avec de la ouate et un bandage. Nous verrons au traitement quels moyens on a employés pour rendre les cicatrices plus solides.

PHÉNOMÈNES GÉNÉRAUX DES BRULURES

Les phénomènes généraux des brûlures ne variant pas, d'après le siége des parties atteintes, nous les passerons en revue très rapidement. Les différents degrés de la brûlure sont rarement isolés. A l'exception des brûlures du 1er degré, on trouve sur les limites de l'action du corps comburant les degrés inférieurs à celui du centre de la partie atteinte. Dans ce cas, il est utile de reconnaître l'importance des lésions qui se rattachent à chacun d'eux; mais une autre considération plus importante doit être prise en vue. C'est l'étendue des parties atteintes, abstraction faite des complications particulières à leur siège.

Pour les petites brûlures (cloches), la guérison se fera rapidement et sans retentissement sur l'économie; les grandes brûlures au contraire présentent des phénomènes généraux, que tous les auteurs ont divisés en trois périodes : 1° Période de douleur ou de congestion ; 2o de réaction inflammatoire; 3o de suppuration.

La première période se caractérise surtout par la douleur, atroce quelquefois, comme dans les brûlures par la vapeur à la suite de l'explosion des chaudières de navire ou de chemin de fer. Comme nous l'avons déjà dit, les brûlures du 2e degré sont les plus douloureuses. Dans les degrés suivants elle cesse assez rapidement. Le malade est dans la prostration comme à la suite des grands traumatismes. Dans les cas funestes surviennent ensuite du délire, des convulsions et un coma profond au millieu desquels le malade meurt. En même temps, le pouls petit et rapide, va en s'affaiblissant, le malade est secoué par des frissons et tourmenté par une soif ardente.

Dans les cas moins graves, l'intelligence revient rapidement. Le pouls reprend de la force, il n'y a pas de frissons.

Quelquefois, la mort survient dans cette première période avec une rapidité foudroyante. Dupuytren l'attribue à l'excès de douleur et à une trop grande perte de sensibilité.

D'autres accusent l'arrêt de perspiration cutanée, et la rétention des substances ammoniacales. D'après Follin, ces accidents sont dus à la congestion des organes internes, produite par un arrêt de circulation dans les parties superficielles. D'après M. Baraduc on doit tenir grand compte de l'épaississement subit et de la coagulation du sang produits par un afflux considérable de sérosité à la peau. Ces diverses causes sont probablement réunies dans la plupart des cas. La durée de cette première période est de 1 à 3 jours. On voit qu'elle est caractérisée surtout par des troubles généraux du système nerveux pouvant amener une mort rapide.

Le phénomène saillant de la 2e période est la fièvre. Très modérée dans les brûlures du 1er degré, elle est dans les autres plus ou moins intense. Des lésions viscérales multiples occupent surtout les appareils digestif et circulatoire. Du côté des organes digestifs on observe une langue sèche, des envies de vomir et des vomissements. Puis survient une diarrhée plus ou moins abondante. Dupuytren comparait ces symptômes à ceux de l'érysipèle. Les bronches peuvent être atteintes d'inflammation et la congestion du poumon se transformer en pneumonie. La pleurésie survient surtout à la suite des brûlures de la paroi thoracique. La congestion cérébrale est rare. Le délire et les troubles intellectuels ne s'observent que dans les cas graves.

C'est pendant cette période que s'opère l'élimination des eschares et que peuvent survenir les complications locales dont nous avons parlé.

La 3e période ou période de suppuration n'offre rien de particulier. Les phénomènes sont ceux produits par toute suppuration étendue.

Dupuytren avait déjà remarqué qu'un individu, mort au milieu d'un feu violent, présentait à la première période, une congestion violente du cerveau des organes thoraciques et des vicères abdominaux. A la seconde période il signale une gastro-enterite très violente accompagnée d'altérations inflammatoires de l'encephale et des poumons ces dernières pouvant rester latentes et échapper d'abord aux recherches.

On a constaté à cette période, dans un certain nombre de cas mortels une affection spéciale non indiquée par Dupuytren. Ce sont les ulcères du duodenum débutant par une congestion de la muqueuse et une hypertrophie des glandes, au 3e ou 4e jour de la brûlure. Ces ulcères sont en plus ou moins grand nombre, deux, six, huit, confondus ou bien limités, non taillés à pic, plus ou moins profonds. On en a trouvé en voie de cicatrisation. Ces ulcérations peuvent donner naissance à une hémorrhagie intestinale ou à une péritonite. Elles ne se révèlent par aucun symptôme caractéristique.

A la 3e période, on trouve dans les viscères, et surtout dans le tube digestif des altérations profondes : plaques d'un rouge vif et ulcérations plus ou moins avancées.

DIAGNOSTIC

Le diagnostic des brûlures ressort des symptômes que nous avons assignés à chaque degré. Nous avons déjà vu que plusieurs degrés se trouvent presque toujours réunis. La distinction des derniers degrés sera souvent difficile au premier abord et ne se révélera qu'à la chute des eschares.

PRONOSTIC

Le siége de la brûlure est important à considérer pour la détermination du pronostic. Dans les brûlures par la vapeur, on doit rechercher s'il n'y a pas de brûlures des muqueuses buccale, pharyngée, oculaire.

La gravité de la brûlure doit être appréciée aussi

au point de vue des difformités que peuvent entraîner les cicatrices. Lorsque la peau n'a pas été entièrement détruite, la guérison a lieu sans difficulté. Mais, dans les brûlures des 4e et 5e degré, la perte de substance est réparée par un tissu de cicatrice qui remplace les parties saines et qui est doué d'une grande retractilité et privé d'élasticité. Voici les différentes variétés de difformités que Dupuytren cite pour la tête en particulier : « Chez des malades, nous avons vu tous les téguments de la base du crâne et, avec eux, les oreilles et les sourcils, fortement tirés en haut par une cicatrice qui s'était faite par rapprochement au sommet de la tête; chez d'autres, le sourcil et la paupière supérieure, tenus élevés et immobiles, par une cicatrice placée sur le front;

Chez celui-ci, les paupières bordées, rétrécies et renversées en dehors par des cicatrices situées à la base de l'orbite et sur leur face antérieure;

Chez celui-là, les commissures palpébrales, tirées en dehors par des cicatrices occupant la tempe; ou bien l'aile du nez relevée par une cicatrice située au-dessus.....

Les oreilles adhérentes aux tempes, leur ouverture rétrécie par la réunion de quelques-unes de leurs éminences. »

Nous verrons plus loin que M. Reverdin a employé les greffes pour s'opposer à ces rétractions et à ces adhérences anormales. M. Poncet les a aussi employées pour empêcher l'adhérence de deux doigts, pour s'opposer à la rétraction d'une brûlure du creux poplité. Les résultats paraissent suffisants pour recommander l'emploi de ce moyen.

TRAITEMENT

De nombreux remèdes ont été de tout temps employés contre les brûlures et présentés par leurs inventeurs comme infaillibles. Cependant, comme le fait remarquer Dupuytren, la brûlure n'est pas une maladie simple dans sa nature et ses phénomènes, constante dans sa marche et dans ses effets et qui puisse être guérie par un remède simple et invariable. Les divers degrés de la brûlure exigent des traitements différents les uns des autres. De plus, les indications varieront selon la période de la maladie.

1er degré. — Les brûlures du premier degré n'exigent qu'un traitement très simple. L'eau froide pure ou additionnée de sous-acétate de plomb, d'alun, d'acide acétique; l'huile d'olive, le collodion ont été employés et réussissent bien. On connaît le moyen singulier mis en usage par les ouvriers de certaines usines : Ils présentent la partie brûlée au rayonnement du feu de la forge. La douleur, d'abord vive, cesse très rapidement.

2e et 3e degré. — C'est contre les brûlures des 2e et 3e degré qu'ont été employés les remèdes les plus variés. Dans le cas où la brûlure est peu étendue, on donnera issue à la sérosité des phlyctènes, en ayant soin de ne pas enlever l'épiderme, et on appliquera, sur la partie malade, un topique doux, huile, cérat.

On débarrassera le blessé de ses vêtements avec le plus grand soin pour ne pas détacher l'épiderme de la peau. Dans le cas où celui-ci est enlevé, on trouve une surface saignante extrêmement douloureuse au contact de l'air. De tous les remèdes employés, les uns agissent localement, les autres ont pour but de mettre la plaie à l'abri du contact de l'air. L'eau froide a été recommandée par Follin. Elle calme presque aussitôt la douleur ; mais, pour ne pas être nuisible, l'application devra être continue ; ce qui sera, en beaucoup de cas, difficile.

On a appliqué aussi des vessies remplies de glace par-dessus un linge cératé. Ce moyen retarde le développement de l'inflammation et peut être appliqué, en plusieurs points, successivement.

Les grands bains d'eau tiède à 32°, ont été employés jusqu'à cicatrisation des plaies. On s'en trouve bien dans le cas de brûlures très étendues et plus ou moins profondes, où les différents degrés se confondent. On a aussi obtenu de bons effets avec l'eau tenant en dissolution du chlorure de sodium, de la créosote (20 gouttes pour 120 gr. d'eau) de l'eau de laurier cerise (8 gr. pour 100 gr. d'eau).

L'huile a été de tout temps employée contre les brûlures. On se sert le plus souvent d'un mélange d'huile de lin et d'eau de chaux ou liminent oléo-calcaire. On peut y ajouter un peu d'acide phénique.

Le topique protecteur le plus employé est le coton cardé. On peut se servir aussi de collodion riciné qui calme très vite les douleurs. Le perchlorure de fer paraît se combiner aux liquides de la plaie et former un vernis. Tous ces moyens peuvent être appliqués avantageusement dans certains cas particuliers, mais en général le meilleur consiste dans l'application d'une couche de liniment oléo-calcaire au-dessus duquel on dispose des couches d'ouate. Le pansement sera renouvelé le plus rarement possible. Dans la période de suppuration, le traitement sera celui d'une plaie suppurée ordinaire.

La douleur diminue rapidement après l'application des topiques. Contre une excessive excitation, on emploie l'opium. Mais, en général, les excitants alcooliques, punch, vin chaud, sont indiqués contre la torpeur et l'abattement du blessé.

Les congestions viscérales ne sauraient être prévenues ni par la saignée, ni par les antiphlogistiques, et le blessé a besoin de toutes ses forces pour résister à la maladie. Seule, une inflammation déclarée dans un viscère, motiverait une soustraction de sang ; l'emploi des purgatifs doux et des boissons adoucissantes, suffit si l'on a soin de surveiller les organes thoraciques et abdominaux. A la période de suppuration, les toniques seront indiqués concurremment avec les soins hygiéniques.

Les brûlures des trois derniers degrés n'existant pas seules peuvent être traitées de la même manière. La plaie ne sera pas tourmentée par des manœuvres abusives d'exploration; on attendra la chute des eschares. Le traitement de cette première période sera simple car on sait que la douleur cesse en même temps que l'action du corps comburant.

Pour une brûlure peu étendue, on pourra se contenter d'appliquer des compresses imbibées d'eau phéniquée. Si la brûlure est plus vaste, il convient de mettre la partie à l'abri du contact de l'air avec l'ouate et le liniment oléo-calcaire. On emploiera les excitants à l'intérieur (infusion de thé, mélisse, tilleul etc.)

Au moment de la chute des eschares, la conduite à tenir, dépendra de l'état de la plaie. A une inflammation éliminatrice trop vive il convient d'opposer les émollients, dans le cas contraire, les excitants seront employés de préférence.

Il est bien entendu qu'on ne doit pas user de violence pour hâter la chute des eschares.

Nous avons vu qu'à la tête en particulier la cicatrisation se faisait quelquefois très difficilement et que les cicatrices étaient particulièrement disposées à l'inflammation et à l'ulcération. C'est pour obvier à ce manque de solidité que l'on a employé les greffes dermo-épidermiques. L'épaisseur de la cicatrice diminue du pourtour au centre de la plaie et la vitalité des tissus n'est pas toujours suffisante pour compléter la réparation. On a donc pensé qu'on aiderait le travail de la cicatrisation en greffant des ilôts qui se rejoindront en s'étendant circulairement. Il ne semble pas que les cicatrices obtenues à l'aide des greffes présentent une plus grande solidité que les cicatrices ordinaires. Mais on pourra toujours employer ce moyen qni ne présente aucun inconvénient. La cicatrisation ne peut être que plus rapide et pourra reprendre, alors qu'elle était arrêtée.

Les greffes ont éte aussi employées par M. Reverdin, pour s'opposer à la rétraction cicatricielle. Je ne puis mieux faire que de citer le cas qu'il a publié dans les archives générales de médecine de 1872; il s'agit d'un malade atteint de brûlures à la tête. « Des feux d'artifice qu'il préparait firent explosion et lui firent d'atroces brûlures sur tout le corps. La face et particulièrement les paupières, surtout les supérieures furent très maltraitées. Il y avait brûlure au deuxième et troisième degré, M. le docteur Loiseau le soignait, et l'état des yeux du malade le fit appeler M. le docteur Wecker. Vers le quinze octobre ce dernier fit une douzaine de greffes ; sur les paupières supérieures furent placées les plus nombreuses. La cicatrisation se fit alors très rapidement; la plaie était guérie vers la première moitié de novembre. Actuellement, 8 décembre, on constate un léger ectropion des deux paupières inférieures et une bride à la commissure interne de chaque côté. Quant aux paupières supérieures, sur lesquelles on distingue très bien les greffes, elles sont moins larges et moins souples qu'à l'état normal, mais il n'y a aucune tendance à la formation d'un ectropion. Et cependant MM. Loiseau et Wecker m'ont dit que certainement sans les greffes il y aurait un renversement complet des quatre paupières. »

Bien que les faits de ce genre soient encore peu nombreux, il sera bon de poursuivre cette méthode qui ne peut donner que des résultats de plus en plus complets.

On pourra employer, après la cicatrisation, des douches émollientes, des embrocations huileuses, un massage très prudent pour éviter les ulcérations de la cicatrice qu'on aura toujours soin de protéger contre les violences extérieures.

Dans le cas où il y a perte de substance au crâne, nous avons déjà dit qu'elle ne se répare pas par du tissu osseux. Larrey croyait que dans les grandes pertes de substance le crâne subissait une sorte de contraction et diminuait de volume. Cette opinion paraît erronée. Il conviendra donc de garantir cette dépression cicatricielle contre l'impression du froid et les chocs extérienrs. On sait qu'au temps d'Ambroise Paré les charlatans conseillaient pour protéger les plaies l'usage d'une plaque d'or qu'ils mettaient ensuite dans leur poche. La meilleure cuirasse sera ici formée par une calotte de cuir boulli ou de gutta-percha qui protégera bien contre le froid et n'exposera pas le malade à blesser sa cicatrice.

OBSERVATIONS

OBSERVATION I

(recueillie par M. Valère Delhaye).

Vaste brûlure du cuir chevelu et des os du crâne

Le 17 septembre 1880, la petite enfant d'un journalier de Solesmes, Euphémie Villers agée de huit mois était laissée seule dans son berceau près d'un poële. En se penchant elle fit culbuter le berceau et tomba la tête sur le foyer rougi et échauffé, au point de communiquer le feu au berceau.

La région pariétale et frontale gauche de l'enfant, resta adhérente au poële pendant un temps indéterminé. Une partie de la face près l'œil gauche et la main gauche furent aussi brûlés. Mais les accidents les plus intéressants sont ceux dont le crâne fut le siège.

Quand la mère rentra au bout d'une demi-heure elle trouva son enfant, la figure collée au poële dans un état d'affaissement complet. Elle se mit à crier, et ce fut une voisine qui retira l'enfant, dont une partie du cuir chevelu resta adhérente au foyer.

J'arrivai aussitôt et trouvai une vaste plaie noire occupant toute la région pariétale et frontale gauche jusqu'à l'œil. J'enlevai les parties carbonisées et mis l'os à découvert. La plaie fut lavée largement à l'eau tiède et pansée avec le liniment oléo-calcaire additionné d'acide phénique au 1/100, et, recouvert d'une grande quantité d'ouate. Le pouls, qui était très faible se releva quelques instants après.

Pendant le pansement, l'enfant avait cessé de crier. Au bout de quelques minutes, on lui donne une cuillérée à café de vin de malaga, qu'elle prend sans difficulté. On lui applique sur le front une vessie remplie d'eau froide qu'on renouvelle souvent; des injections émollientes sont faites dans l'œil gauche, sur lequel on laisse appliquées des compresses froides.

Le lendemain, on voit l'os mis à nu, dont une partie est érodée, les détritus du cuir chevelu sont restés adhérents à l'ouate. Lavage à l'eau phéniquée au 1/100; pansement avec le liniment oléo-calcaire, malaga.

L'enfant a une fiévre modérée; mais elle n'a ni délire, ni convulsions, et n'a pas vomi. Le troisième jour, toute la plaie est couverte d'un pus à odeur infecte; l'enfant pousse des petits cris d'une voix voilée et a des soubresauts. On lui donne un purgatif qui la fait aller à la selle pour la première fois depuis l'accident.

Le quatrième jour, la fièvre continue; le délire apparaît avec des convulsions. Le cinquième jour, le pus fuse de l'intérieur du crâne, à travers les sutures de l'os pariétal que l'on peut faire vaciller. Le pansement est toujours renouvelé.

Le sixième jour, apparaît une paralysie limitée au bras droit, qui reste immobile pendant les convulsions qui agitent les autres parties.

Les accidents étant attribués par moi à de la compression cérébrale, j'essaie le septième jour au matin d'ouvrir une voie au pus à travers la suture fronto-pariétale avec ma spatule. Un mouvement de soulèvement peu violent suffit pour enlever complètement le pariétal et mettre au jour une nappe de pus mélangé de sang. Des lavages à l'eau froide arrêtent l'émorrhagie et on pent alors constater sur la partie découverte des battements isochrones au pouls et à la respiration. On recouvre de compresses imbibées d'eau légèrement phéniquée et d'ouate.

Le lendemain, huitième jour, le délire et les soubresauts ont diminué, bien que la fièvre continue.

Le neuvième jour, l'enfant est dans le coma, qui ne dure que vingt-quatre henres. Elle recommence à s'agiter le lendemain ; j'enlève alors la partie postérieure du frontal nécrosée.

Jusqu'alors, l'enfant n'a pris que du vin de Malaga qui, seul, est supporté. Elle commence, ce jour-là, à prendre du jus de viande. Le délire et la paralysie diminuent graduellement, puis cessent au treizième jour.

Le quinzième jour, l'enfant recommence à prendre le sein, bien qu'absorbant toujours du malaga. Après trois semaines, la perte de substances est en grande partie, comblée par des bourgeons charnus, que je cautérise et protège par le pansement phénique. La cicatrisation marche assez rapidement.

L'enfant a aujourd'hui vingt-deux mois. La perte de substance du crâne est recouverte par une cicatrice molle, quoique solide, au centre de laquelle existe encore une petite croute. On perçoit toujours les battements du cerveau et les bords, sont formés, par un bourrelet, qui, paraît se rapprocher de plus en plus du centre et rétrécir la perte de substance.

L'enfant, parle bien; l'évolution des dents a été régulière; elle marche bien, est aussi forte qu'une autre de son âge; et, on ne remarque chez elle rien d'anormal qu'un ectropion, facile à opérer.

OBSERVATION II

(Broca, Bulletin de l'Académie de médecine 2e Sie T. 8 n° 4.

Brûlure du sommet de la tête. — Nécrose des os du crâne.

Cette observation a été adressée à M. le docteur Marvy-Durand par M. Alexis Muston, pasteur à Bourdeaux (Drôme); la voici telle qu'elle a été écrite par lui :

Il s'agit d'un enfant employé à garder les troupeaux qui, à l'âge de onze ans, tomba dans le foyer étant endormi, en l'absence de ses parents. Son chapeau de feutre brûla lentement, ainsi que les cheveux et la peau. L'enfant, qui avait le sommeil très dur, fut éveillé avec peine. Comme il déclara ne sentir aucune douleur, on le coucha, et il dormit fort bien toure la nuit. Le lendemain, on fit venir le médecin, qui, redoutant une congestion cérébrale, ordonna des sinapismes et la diète. Mais après quelques heures l'enfant voulut se lever, n'accusant qu'un grand appétit qu'il fallait satisfaire. Dès le jour suivant, il fut le premier levé dans la maison, fit sortir le troupeau et reprit ses fonctions de berger.

Six semaines après, ses cheveux grillés tombèrent avec la peau même du crâne, qui s'était soulevée. Le crâne ainsi dénudé, apparut noir et comme carbonisè.

L'enfant, cependant, ne se plaignait de rien, mengeait de bon appétit, et continuait de remplir ses fonctions de berger. Il portait même, sur la tête, des fardeaux plus lourds qu'auparavant, et quand c'était des fagots épineux, il n'en sentait pas les épines. La partie de la tête qui avait été contenue dans le chapeau était devenue insensible, (c'était la table externe du crâne nécrosée).

Quatre ou cinq mois plus tard, il se forma sous cette ligne, marquée par le bord interne du chapeau, autour de la tête une série de petits ulcères indolents, qui suppurèrent peu et s'étendirent latéralement, se joignirent en couronne et déterminèrent ainsi une solution de continuité entre la partie supérieure du crâne et la partie inférieure. Par cette fente, poussèrent des bourgeons charnus qui formèrent peu à peu, comme un cordon de chair vive toute autour de la tête. Le cordon allait en s'élargissant et soulevait ainsi la calotte crânienne. Peu à peu, celle-ci commença de vaciller sur sa base; sa mobilité se prononça de plus en plus.

Elle était alors composée de deux os d'en haut et un du front, (les deux pariétaux et un tiers du frontal). Cette partie du frontal se détacha plus tard, mais on avait laissé tomber la pièce qui fut perdue. La chute de cette pièce eut lieu deux mois et demi après l'apparition des bourgeons charnus d'élimination. Un mois plus tard, il se détacha encore un morceau d'os par derrière, (c'était le sommet de l'occiput).

Pour tout pansement, on mit un linge enduit de cérat mais au bout de quelque temps, quand on n'eut plus de cérat, au lieu d'en acheter, car la famille est pauvre, on se contenta de couvrir la tête d'un linge imbibé d'huile d'olive. Un mouchoir attaché sous le menton, assujettit ce linge. Le gamin met un chapeau pardessus et s'en va en montagne garder ses chèvres en plein air, ayant ainsi continué, sans interruption, ses fonctions de berger.

Quatre mois après, la chute du crâne, c'est-à-dire plus d'un an après qu'il eut été brûlé, j'allai le voir, c'était le 14 décembre 1877. La tête découverte avait l'aspect d'une chair vive, et, comme il faisait froid, une vapeur vive s'en élevait sous forme d'une blanche fumée. Le sinciput palpitait comme les fontanelles d'un enfant. Toute la partie dénudée présentait une surface humectée de plasma, un peu saignante par place, parcourue par des vaisseaux artériels et veineux entrecroisés et ramifiés. La partie supérieure de la tête est celle où le travail de réparation est le moins avancé. C'est elle aussi qui saigne le plus et où la sensibilité n'est pas encore revenue. De fines membranes s'y montrent, par ci, par là, tantôt au-dessus, tantôt au-dessous des vaisseaux. Celles qui se montrent au-dessus disparaissent parfois avec eux, et cette place reste saignante pendant l'intervalle d'un ou deux pansements. La zône inférieure ou vertex présente moins de changements. Sur toute l'étendue de la plaie, il y a très peu de points en suppuration; ils sont tous superficiels et limités. La zône qui, dans celle-ci, touche à la partie saine est recouverte d'une croûte grisâtre qui va en s'amincissant à mesure qu'elle s'élève. Sur cette zône, la sensibilité est plus délicate que sur le reste de la partie blessée et même de la partie saine de la tête, y compris la face.

On remit, sur cette tête, le linge huilé; puis le mouchoir et le chapeau. J'ai revu ce jeune berger; l'étendue de la plaie n'a pas diminué de beaucoup, mais les pulsations cardiaques ne retentissssent plus au vertex; ou, du moins, on ne le voit plus palpiter. La température étant plus élevée qu'en décembre, il n'y a pas de vapeur sensible qui s'en exhale sous forme de fumée. On ne voit presque plus de vaisseaux à nu, si ce n'est quelques-uns au sommet de la tête qui reste toujours indolore. La croûte grise s'est beaucoup étendue, mais sur la partie qui n'en est pas couverte, les points de suppuration sont plus nombreux, plus larges et plus profonds.

Après avoir communiqué cette observation à l'Académie de Médecine, Broca montre la partie de la voûte crânienne éliminée qui a été conservée. Elle comprend la moitié supérieure des deux pariétaux unis par la suture. Elle est formée par la totalité de la table externe et la plus grande partie du diploé, et même sur l'un des côtés de la suture sagittale dans une étendue de quinze millimètres, et large de six, par une portion de la table interne. On conçoit ainsi comment les battements du cerveau ont pu être perçus après la chute du séquestre. On a vu plus haut que les portions frontale et occipitale ont été perdues. L'examen de la pièce montre que la nécrose a dû atteindre, à peu près, toute la portion du crâne qui était recouverte par le chapeau.

OBSERVATIONS III et IV

(Pouteau, œuvres posthumes, Paris 1783).

Goutte sereine — application du cautère actuel sur les os du crâne — mort subite au quatrième jour.

Un paysan, agé de douze ans, fort et robuste, était en traitement à l'hôpital de Vienne, pour une goutte sereine contre laquelle on avait inutilement employé tous les remèdes. Sa maladie avait suivant les apparences pour cause une contusion à la tête. Pour procéder à l'opération on mit l'os à découvert, et le feu y fut appliqué au travers d'une canule. La douleur assez vive se modéra vite, l'appétit survint et le vomissement auquel le malade était sujet ne parut qu'une seule fois. On eut tout à espérer, jusqu'au quatrième jour, et ce jour là même, le pouls était régulier, l'appétit bon, point de douleur à la tête, à moins que le malade ne la remuât de côté et d'autre, et, dans l'après-dîner, il assura qu'il se trouvait fort bien, et en effet il n'avait pas dans le pouls, le moindre mouvement contre nature, mais il se plaignait de n'avoir encore rien gagné du côté de la vue. Cependant, au milieu de la nuit suivante, il vomit, on s'aperçut d'un embarras dans la respiration, les gardes-malades entendirent, un râlement qui les alarma. Ils coururent mais ce fut pour le voir expirer. Or, on en était sur la fin du quatrième jour.

On avait à cœur de connaître la cause d'une mort si inopinée, on trouva, que, l'impression du feu sur l'os était légère, elle ne pénétrait pas jusqu'au déploé; cependant, la dure-mère commençait à entrer en suppuration dans l'endroit qui répondait à l'impression extérieure du feu. Le cerveau était tres sain, mais les méninges étaient partout très enflammées.

Quelque légère que fût cette impression du feu, elle s'était pourtant étendue jusqu'à la dure et la pie-mère. La face interne de l'os en avait été fêlée à deux lignes de distance du contact par le fer rouge, et le crâne, se trouvait en cet endroit très mince et d'une transparence qui n'est pas ordinaire.

Du reste, on ne découvrit point la cause de la maladie.

La même opération faite le lendemain, à une fille de vingt ans, pour la même maladie, n'eut d'abord rien de plus orageux et la même catastrophe arriva le cinquième jonr après quelques mouvements convulsifs dans le visage. Cette fille avait, ainsi que le garçon, des vomissements quoiqu'elle n'eut pas reçu de coup à la tête. L'ouverture du crâne fit voir à peu près les mêmes particularités relativement à l'effet du feu, quoique l'os touché par le fer rouge fût beaucoup plus épais. La fille ne se plaignait pas de douleur de tête avant l'opération.

Des expériences furent faites ensuite sur des crânes de différents cadavres et montrèrent que l'impression du fer rouge se faisait sentir vivement et très promptement au doigt qui avait le crâne entre le fer et lui.

L'huile bouillante même donnait à ce doigt défendu par toute l'épaisseur du crâne, une impression de chaleur fâcheuse, de façon qu'il n'est pas facile de concevoir par quel bonheur, ceux qui ont appliqué le feu sur les crânes des vivants, ont pu éviter les catastrophes, dont on a rendu compte surtout si le feu a été un peu vif et si le fer a eu une certaine surface.

OBSERVATION V

(Pouteau, œuvres posthumes).

Épilepsie. — Application du cautère actuel sur les os du crâne. — Mort au 3e jour.

Il s'agit d'un épileptique auquel on avait déjà administré un grand nombre de prétendus spécifiques. La pierre à cautère, ayant mis l'os du crâne à découvert et les retours des attaques n'étant pas moins fréquents, je crus devoir toucher l'os avec un bouton de fer rouge, et le malade ne se plaignit pas que cette brûlure lui eût laissé une sensation fâcheuse. Il mourut néanmoins le troisième jour après un assoupissement de vingt-quatre heures.

L'ouverture du crâne montra une suppuration commencée entre la dure-mère et l'os et une inflammation qui occupait au large cette membrane, ainsi que la pie-mère. On en doit conclure que l'impression du feu appliqué immédiatement sur les os de la tête, passe très facilement et très vivement jusqu'à la dure-mère.

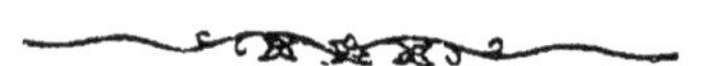

QUESTIONS

données par la Faculté sur les diverses parties de l'Enseignement médical.

Anatomie. — Plexus brachial.

Histologie. — Structure du corps vitré. — Zône de Zinn.

Physiologie. — Mouvements réflexes ; définition ; classification. — Durée de l'axe réflexe ; sa propagation.

Physique. — Principes de photométrie.

Chimie. — Principaux carbures d'hydrogène.

Histoire naturelle. — Étude morphologique et physiologique des Schizomicètes : Bactéries parasites de l'homme ou pathogènes.

Pathologie externe. — Mécanisme des allongements et raccourcissements apparents du membre inférieur dans la coxalgie.

Pathologie interne. — De l'ulcère simple de l'estomac.

Pathologie générale. — Des bactéries au point de vue de la théorie des maladies infectieuses et contagieuses.

Anatomie pathologique. — Des broncho-pneumonies.

Médecine opératoire. — Traitement de l'hydarthrose du genou.

Pharmacologie. — Alcool, alcoolés et alcoolats simples et composés-alcoolatures.

Thérapeutique. — De la médication transpositive ; révulsion et dérivation.

Hygiène. — Éclairage naturel ou artificiel.

Médecine légale. — Empoisonnement par la nicotine. — Recherches à faire sur le cadavre.

Accouchements. — Des vomissements incoërcibles pendant la grossesse. — Causes. — Traitement.

www.ingramcontent.com/pod-product-compliance
Ingram Content Group UK Ltd.
Pitfield, Milton Keynes, MK11 3LW, UK
UKHW020211200726
13856UKWH00004B/1330

9 782013 037174